GUÍA PRÁCTICA PARA EL MANEJO DE LA

FIBROMIALGIA

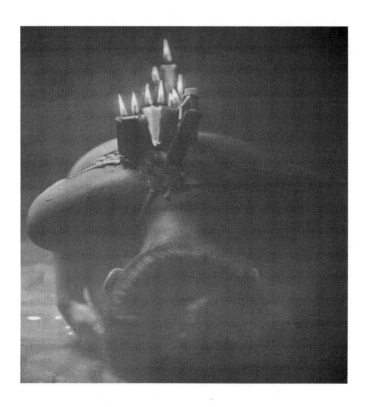

Por Lovena Suson, P.T. (*Fisioterapeuta.*)

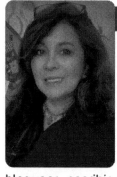

LOVENA SUSON, FISIOTERAPEUTA.

Fisioterapeuta de profesión, la autora tiene más de 28 años de experiencia combinada en gestión clínica, rehabilitación y práctica privada en el campo. Una creyente en la capacidad de un paciente para manejar y hacer frente a dolencias comunes, una vez empoderado con el conocimiento y las estrategias de afrontamiento. Una ávida entusiasta del tenis, sus otros intereses incluyen bloguear, escribir artículos y desarrollar programas de bienestar para personas mayores. Esto incluye un programa de ejercicios de equilibrio basado en Tai Chi (Prime Motionz) que diseñó para la prevención de caídas. También es una oradora voluntaria sobre temas de fisioterapia y participa en misiones médicas. Una parte de las ganancias de sus libros respaldará sus proyectos de misión médica.

copyright@2019

Lovena Suson, P.T. (*Fisioterapeuta*)

OTRAS ENTREGAS FUTURAS EN LA MISMA SERIE DEL PACIENTE AUTOTRATANTE

Libro 1 - Guía Práctica para el manejo del Dolor de Cabeza

Libro 2 - Guía Práctica para el manejo del dolor mejorando la postura

Libro 3 - Guía Práctica para prevenir las caídas en los ancianos

Libro 4 - Guía Práctica para el manejo de la menopausia

Libro 5 - Guía Práctica para el manejo de la fibromialgia

Libro 6 - Guía Práctica para el manejo de la enfermedad de Parkinson

Libro 7 - Guía Práctica para el manejo de las caídas con Tai Chi

Libro 8 - Guía Práctica para el manejo del estrés

Libro 9 - La revolución CBD: ¿Sí o no?

Libro 10 - Marijuana medicinal: el "boom" y la controversia

Libro 11 - Movimientos primarios - Ejercicios básicos de Tai Chi para el equilibrio y prevención de caídas - *desarrollado por Lovena Suson, Fisioterapeuta.*

¿Te gustaría recibir notificaciones acerca de las nuevas entregas del autor?

Obtenlas por acá: https://forms.gle/kLUNQRtYsm5emZjP7

Para recibir notificaciones gratis, ayuda, libros electrónicos y artículos de este autor:

Obtén este enlace: https://forms.gle/PzPqME3MXnKspxVi6

Dedicatoria

****

Este libro está dedicado a Justine y a Leann…
A mi familia, especialmente a mis hermanos por su amor
incondicional….
A mis amigos que me apoyaron y me inspiraron…
Al equipo de TENT DOCTORS Medical Mission Team 2018
Voluntarios y patrocinantes

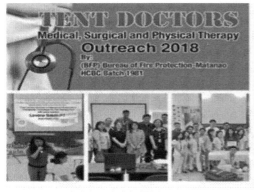
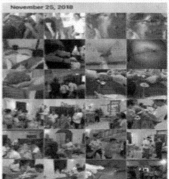

"La mejor manera de encontrarte
es perderte en el servicio a los otros".
- *Gandhi*
*(Una porción de los ingresos de esta serie de libros ayudará a los
proyectos de misión médica del autor)*

Acerca del Autor

****

¡Saludos! Me siento obligada a compartir esta simple guía sobre esta aflicción que fastidia a tantos individuos: muchos de los cuales, están todavía en sus años productivos.

Mi más reciente paciente de 57 años, Katryn *(no es su nombre real),* fue diagnosticada con fibromialgia crónica desde que tenía 25 años de edad. Ella es sorda, sin embargo, ella lee los labios. También sufre de obesidad. Vive sola y tiene un cachorrito que saca a pasear diariamente. Se queja de que le duele todo después que saca a caminar a su perrito pero aún lo sigue haciendo diariamente. Cuando la vi por primera vez en una evaluación, pensé que realmente me odiaba con su mirada.

Ella se quejaba de todo: de cómo había tenido tratamiento con fisioterapia antes y nunca le sirvió. Ella agrega que también ha estado leyendo en internet acerca de la fibromialgia y que ella sabe que eso no tiene cura. Ella vio doctores para el manejo del dolor y los tratamientos que recibió tampoco le ayudaron. Ella declaró: "¡Nada funcionó, NADA funcionará, y tú tampoco me puedes ayudar!"

Sólo hubo una pregunta que yo le hice: "¿Alguna vez has tratado de que Katryn ayude a Katryn?".

Esta dama cambió y asumió su responsabilidad. Primero corregimos su postura. Le di instrucciones y ejercicios sobre cómo corregir su postura. Lo hicimos de forma divertida. Ella completó su programa de fisioterapia sólo hace unas semanas. Me hizo sentir orgullosa. Qué diferencia la que hizo en su vida trabajando en cambiarse a sí misma.

Katryn no es el único paciente de fibromialgia con el que he tenido el gusto de tratar. Los otros que tomaron la decisión de hacer un cambio y asumirlo fueron ganadores ante mis ojos.

La más pequeña de las victorias, como estar capacitado para manejar de nuevo, estar capacitado para cargar un nieto o atender la boda de tu hijo, significa el mundo entero para ellos.

Más que todo, significa mucho para mí.

Contenido

****

Introducción

****

La fibromialgia es el segundo mayor desorden reumático. Su predominio es entre el 2% y el 8% de la población. Tiene un radio de hombre y mujer de 2 a 1. Se asemeja a algunas enfermedades de dolor crónico. La fibromialgia puede afectar individuos de cualquier edad, incluyendo niños. Su predominio es el mismo en diferentes regiones, culturas y grupos étnicos.

Los pacientes de fibromialgia se quejan de un dolor crónico en todo su cuerpo. Los pacientes de fibromialgia tienen historia de síndrome del intestino irritable, dismenorrea, dolores de cabeza, fatiga, y algunos desórdenes gastrointestinales, incluyendo cistitis intersticiales, endometriosis y demás.

CAPÍTULO 1
Fibromialgia: Un Estado
de dolor Centralizado

****

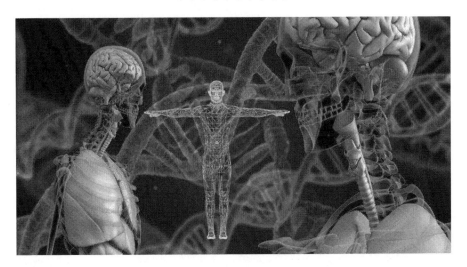

E s un desorden de por vida que empieza en la edad adulta o edad joven, caracterizado por dolor. Es manifestado en distintas áreas del cuerpo. Es extendido, afecta el estado anímico, el patrón de sueño, fatiga crónica y hasta causa pérdida de la memoria.

Esta condición es una amplificación del dolor, de forma tal que el dolor es percibido por el cerebro. Las señales de dolor son amplificadas.

Estudios han encontrado que hay un 50% de riesgo de sufrir fibromialgia por razones genéticas y el otro 50% de riesgo es debido a causas ambientales. Factores ambientales pueden iniciar una fibromialgia.

La fibromialgia o desórdenes similares, como la fatiga crónica, pueden iniciarse por diferentes tipos de infecciones como la enfermedad de Lyme, hepatitis, fiebre, virus y traumas. También es comúnmente observado después de una cirugía o infecciones corporales. El estrés psicológico puede iniciar una fibromialgia también. Hasta la depresión es vista en pacientes de fibromialgia. Las estadísticas muestran que la fibromialgia afecta más mujeres que hombres.

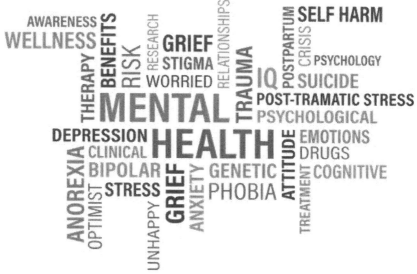

Algunas condiciones de dolor crónico como:

A. *Lupus- el más común es Lupus eritematoso sistémico.*

B. *Artritis reumatoide –* común en las manos, corazón y vasos sanguíneos.

C. *La Osteoartritis también puede acompañar el desorden de fibromialgia.*

El umbral de dolor de una persona puede ser ajustado por varios factores. Esto incluye el nivel de neurotransmisores que reducen o facilittan la transmisión del dolor.

Esos factores centrales pueden conducir a:

A. *Fatiga - fatiga crónica, lentitud.*

B. *Ánimo – Cambios de ánimo, Depresión, irritabilidad*

C. *Disturbio del sueño.*

D. *Problemas de memoria -olvido.*

Efectos Psicológicos

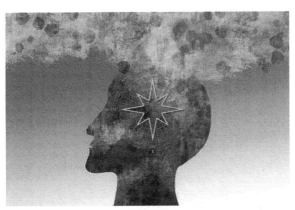

Problemas psicológicos, sociales y de comportamiento controlan la patogénesis de la fibromialgia. La gente con fibromialgia tiene más problemas psiquiátricos como ansiedad, depresión y trastorno obsesivo compulsivo.

Cualquier trauma de la infancia o estrés puede conllevar a la fibromialgia. Los neurotransmisores que median el dolor pueden afectar el sueño, la memoria y la fatiga.

Riesgos de la Fibromialgia

Obesidad, trabajo decadente, sueño escaso, pobre actividad física, insatisfacción en la vida son los factores de riesgo de la fibromialgia. Factores cognitivos como lo catastrófico, pensar de más en el dolor y los miedos, pueden empeorar el dolor en sí. La terapia de comportamiento cognitivo es usada para tratar tanto las condiciones del dolor como los componentes psicológicos. Desafortunadamente no es muy usada en la práctica clínica. La gente con fibromialgia responde muy bien a las terapias de comportamiento cognitivo como:

A. *Sueño mejorado.*

B. *Actividad incrementada –motivación para hacer tareas diarias.*

C. *Reducción del estrés.*

Tales intervenciones son preferibles para reducir las terapias con drogas.

****

CAPÍTULO 2
Tratamientos Farmacológicos y no Farmacológicos

****

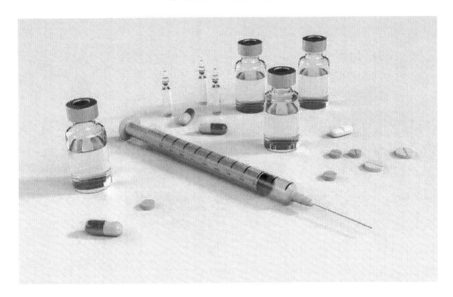

studios científicos han sugerido numerosos tratamientos para el manejo de la fibromialgia.

Esto incluye terapias farmacológicas *(gabapentinoides, tricíclicos, y serotonina)*.

También terapias no farmacológicas *(terapias de comportamiento cognitivo, educación, yoga y ejercicio)*.

***La vía más eficiente de tratar la fibromialgia es integrar tratamientos farmacológicos y no farmacológicos para incentivar a la persona afectada a participar activamente en este procedimiento.

***

Aquellos pacientes cuya diagnosis es incierta deberían referirse a unos especialistas.

Uso de Drogas

Las drogas que son mayormente usadas para tratar el dolor periférico son:

A. *Antidepresivos*
B. *Corticosteroides*
C. *Opioides*
D. *AINE (Antinflamatorios no esteroides).*

Estas drogas no tratan el dolor de la fibromialgia eficientemente. El uso de opioides es tan controversial que pueden empeorar los desórdenes de la fibromialgia. Actualmente tres drogas han sido aprobadas por la FDA para el tratamiento de la fibromialgia en Estados Unidos y Europa. Éstas incluyen:

A. *Milnacipran.*
B. *Pregabalin.*
C. *Duloxetine.*

Estas drogas ni disminuyen la actividad de facilitar los neurotransmisores ni aumentan la actividad de inhibición de estos.

Otras Terapias

El dolor músculoesquelético puede ser tratado por numerosas terapias neuroestimuladoras. El dolor músculoesquelético periférico puede ser tratado a través de la estimulación nerviosa eléctrica transcutánea.

En el entorno clínico, para la intervención fisioterapéutica, ENET *(Estimulación Nerviosa Eléctrica Transcutánea)* es típicamente usada. Es una muy común modalidad en fisioterapia para el manejo de síndromes de dolores. La base de esta modalidad consiste en la teoría de la compuerta del dolor. Se ha teorizado que estímulos sensoriales no dolorosos están capacitados para bloquear sensaciones dolorosas debido a la anulación de sensaciones dolorosas que viajan al sistema nervioso central.

Muchos modelos de unidades ENET están disponibles en el mercado estos días. Previamente con un costo muy elevado pero ahora están disponibles online, principalmente en Amazon. También están disponibles en muchas tiendas online que venden suplementos de fisioterapia y rehabilitación.

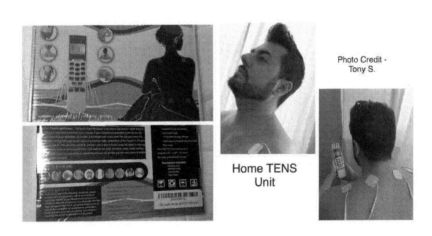

Photo Credit -
Tony S.

Home TENS
Unit

Uno de mis favoritos, sin embargo, es una unidad de masajes ENET con un precio muy razonable que contiene 8 almohadillas. Está disponible en Amazon de $24.60 a $29.99 por otros vendedores. Éste es de Healthmate. No soy un afiliado de Amazon o de Healthmate ni recibo ninguna compesación, ni monetaria, ni de ningún tipo. Sólo que he usado esta unidad mucho con mis pacientes. Yo amo especialmente el precio razonable y el hecho de que tiene ocho almohadillas.

Con esas ocho almohadillas uno puede usarlas tanto para la nuca como para la espalda, la espalda con las rodillas y otras posible combinaciones. También es muy fuerte para ser una unidad pequeña. También puede ser atada a la hebilla de un cinturón y mantener al usuario en movimiento mientras la usa.

Otra de las grandes características de esta unidad de masajes ENET es que es muy amigable para el usuario. Cuenta con diferentes configuraciones incluyendo raspado, toque, amasadura, efecto de acupuntura *(no invasiva)*, sólo para mencionar algunas. También tiene una opción aleatoria donde el usuario tiene que ir a través de las diferentes configuraciones.

Arriba hay un sencillo ejemplo de ubicación de las almohadillas para dolor en la nuca, espasmos musculares y dolores de cabeza.

Muchas nuevas terapias neuroestimuladoras están siendo desarrolladas para estimular estructuras del cerebro específicas que están envueltas en el proceso del dolor. Como técnicas pueden direccionar estos desórdenes de dolor centralizado efectivamente.

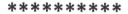

CAPÍTULO 3
Manejo de la Fibromialgia
****

Varios métodos han sido desarrollados para el manejo de los síntomas de la fibromialgia.

Esto incluye:

A. *Distracción- no enfocarse en el dolor sino en otras actividades*

B. *Calor – usando una almohadilla de calor, sauna o duchas calientes*

C. *Descanso- programar siestas, actividades de relajación*

D. *Medicación – como la descrita por la atención de un médico*

E. *Suplementos nutricionales – vitaminas, opciones de comida sana*

En condiciones crónicas, los métodos no farmacológicos son usados para reducir los síntomas.

Estos métodos aumentan el control sobre la condición. Estudios han encontrado que con ejercicio regular, yoga y unas seguidas intervenciones nutricionales, de comportamiento y psicológicas, podemos reducir los síntomas como la fatiga.

Algunas terapias farmacológicas que direccionan el dolor, la depresión, y el sueño pueden manejar los síntomas significativamente. Sin embargo, los pacientes de fibromialgia son advertidos de evitar drogas de acción corta porque pueden conllevar a la dependencia.

Hay cinco estrategias que pueden ser usadas para manejar los síntomas.

1. Actividades de autoiniciado: *Esto incluye el manejo de estrategias. Distracción, programación y ejercicio.*
2. Tratamientos profesionales: *Esto incluye acupuntura, fisioterapia, grupos de psicoterapia, y terapia de ultrasonido.*
3. Comportamientos de escape: *evitando medicación de dolor y alcohol.*
4. Resignación: *reflejando desesperanza y falta de control.*
5. Pasividad: *incluye ignorar el dolor, métodos de auto cuidado y comparando circunstancias cotidianas con otros.*

Remedios Naturales para la Fibromialgia

El CDC (Centro de Control y Prevención de Enfermedades), por sus siglas en inglés, reportó que la fibromialgia afecta aproximadamente al 2% de la población adulta de Estados Unidos.

"No existe una cura completa para la fibromialgia"

Pero podemos reducir y manejar los síntomas con remedios naturales, cambios en el estilo de vida y medicación.

1. Dormir lo suficiente.

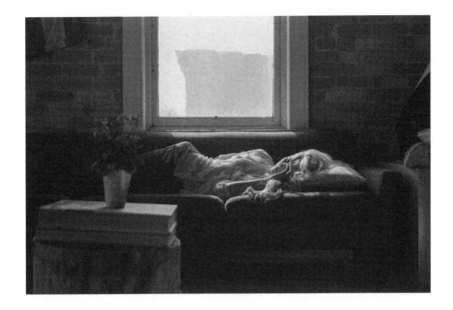

Dormir lo suficiente es esencial para el manejo de las complicaciones de la fibromialgia. El descanso ayuda al cuerpo a fortalecer su sistema inmunológico, combatir la fatiga y otros procesos relacionados.

Adoptando las siguientes prácticas un individuo puede obtener una calidad de sueño:

A. *Reducir las siestas de día.*

B. *Evitar el café y el alcohol antes de dormir.*

C. *Seguir un mismo horario para ir a la cama y levantarse.*

D. *De 2 a 3 horas de diferencia entre la cena y acostarse a dormir.*

E. *Evitar ver T.V. antes de dormir.*

F. *Evitar sitios ruidosos antes de tomar un descanso.*

2. El descanso.

Suficiente descanso es crucial para la gente con fibromialgia porque ellos se pueden cansar muy rápido. Exceso de ejercicio puede conllevar a incrementar la fatiga y el dolor.

3. **Reducir el estrés.**

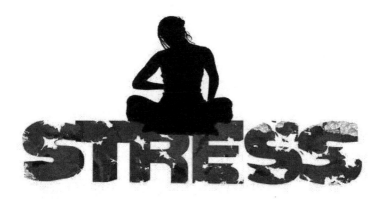

Algunas veces el estrés puede hacer que los síntomas empeoren. Mucha gente se queja porque el estrés empeora su condición. Estudios han encontrado una asociación entre la fibromialgia y la angustia psicológica.

Algunas recomendaciones para el manejo del estrés son:
- A. Pasatiempos.
- B. Masaje.
- C. Ejercicio.
- D. Yoga.
- E. Mantener contacto con familiares y seres queridos.
- F. Tomar participación activa en actividades sociales.

La TCC (Terapia de Comportamiento Cognitivo) puede cambiar el pensamiento de la gente acerca del estrés y el dolor. Les ayuda a manejar los síntomas eficazmente.

4. **Acupuntura**

La acupuntura es una medicina tradicional china. En este procedimiento, pequeñas agujas son insertadas para activar puntos específicos en el cuerpo . Mucha gente cree que las agujas cambian el fluido de la sangre y los niveles químicos del cuerpo que ayuda a reducir el dolor. Estudios han encontrado que la acupuntura puede ayudar a la gente con la fibromialgia en aliviar el dolor y relajar el cuerpo.

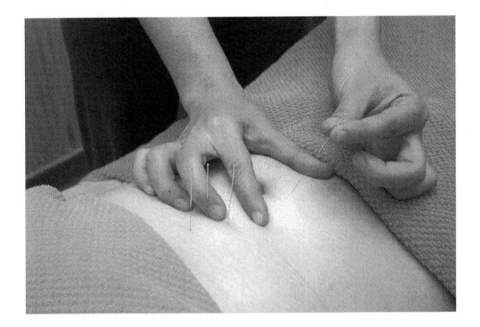

5. Masaje

Éste es un hecho que brinda máxima relajación, reduce la tensión y mejora el ánimo, entre otros beneficios. Debido a que la fibromialgia se manifiesta principalmente en músculos con dolor y sensibilidad en los tejidos blandos, el masaje es muy efectivo en el dolor y demás síntomas de la fibromialgia.

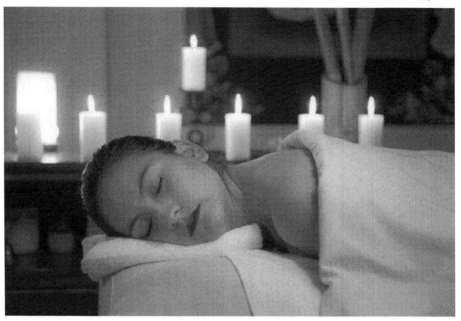

Cuando el cuerpo se relaja, el estrés desaparece y el cuerpo puede funcionar mejor, ayudando así al manejo de la fibromialgia.

El masaje es un tratamiento muy famoso para el dolor de las articulaciones y músculos. Reduce estrés, ansiedad, incrementa el rango de movimiento, alivia el dolor y promueve la relajación.

6. **Tai chi**

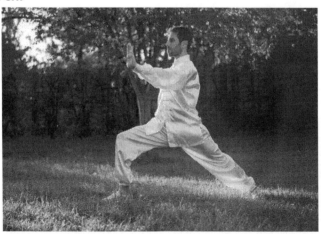

El Tai Chi es una tradicional arte marcial. Ha sido probado como un gran ejercicio de bajo impacto.

El Tai chi es una vieja tradición china de siglos que envuelve una agraciada serie de movimientos. La gente que realiza Tai chi fluye entre las diversas posturas en una lenta y enfocada manera, manteniendo su cuerpo en constante movimiento y frecuentemente desafiando su balance. Otro beneficio del Tai Chi es el control de la respiración durante la realización de las diversas posturas. Es muy bueno para el balance, coordinación, resistencia y flexibilidad. Con la fatiga asociada a la fibromialgia, el Tai Chi es un gran ejercicio para empezar, tanto por lo fácil como por lo lento. Otro beneficio para los pacientes con fibromialgia es la socialización en la que están envueltos cuando se unen a un grupo de Tai Chi.

Si mantenerse de pie es difícil y agotador para la víctima, las rutinas pueden hacerse sentado.

Revisa los gimnasios locales y centros de bienestar. Siempre hay alguien ofreciendo el programa de Tai Chi.

7. **Terapia de flotación y Spa.**

La terapia de flotación es usada para proveer alivio temporal en el tratamiento de la fibromialgia. Resulta en un alivio temporal del dolor, estrés, angustia, rigidez muscular y tristeza, incrementa la relajación, la energía, calidad del sueño y sentido de bienestar.

8. Estimulación Magnética Transcranial (ETM)

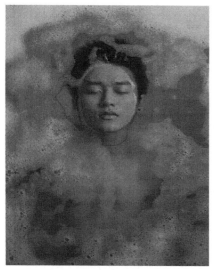

En este procedimiento son utilizados imanes para activar ciertos puntos del cerebro. Ha sido aprobado por la FDA para tratar algunos tipos de depresión. Algunas personas se quejan de tener dolor de cabeza después de este tratamiento. Estudios han concluido que un mes de tratamiento con este procedimiento puede conllevar a mejorar la calidad de vida.

9. Terapia de biorretroalimentación

En este tipo de terapia, diferentes tipos de equipos son utilizados para monitorear la actividad cerebral en respuesta a situaciones y eventos. Los ayuda a estar más conscientes sobre qué inicia la incomodidad y también ayuda a controlarla. Algunos estudios han reclamado que este procedimiento ha ayudado a muchos individuos con fibromialgia. Sin embargo, no hay suficiente evidencia para confirmar esos reclamos.

10. Reiki

REIKI.

Originario de japón, deriva de dos palabras:

Rei significa "sabiduría de Dios o del más alto poder" y Ki, "energía y fuerza de vida".

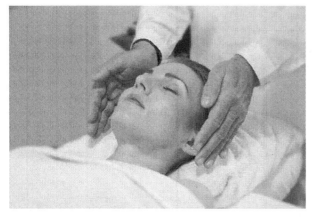

En este método, los practicante sitúan sus manos sobre la persona para sanarlos con su energía. Anécdotas y evidencias propuestas sugieren que puede ayudar a la gente con fibromialgia. Sin embargo, no hay suficiente estudio científico para confirmarlo.

11. Yoga

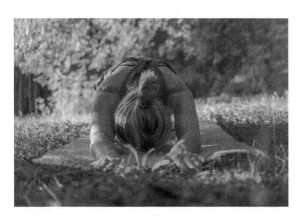

El Yoga se origina en la ancestral India y consiste en prácticas mentales, físicas y espirituales. En el mundo occidental, es un ejercicio físico popular cuya postura está basada en la relajación y alivio de la ansiedad. Los beneficios de la práctica de Yoga son muy conocidos: flexibilidad, fuerza, disminución de la ansiedad, incremento de la energía, vitalidad, atención, enfoque, salud cardiorrespiratoria y control de peso.

En el caso de la fibromialgia, empezar con posturas fáciles permite al paciente tolerar los ejercicios mejor. Hay opciones para yoga con silla y yoga fácil para principiantes. El truco es ser constante para que la fuerza permita un movimiento mejorado y libre de dolor, también mejora la respiración que es bueno para un mejor intercambio de oxigeno y puede mejorar la atención y tolerancia en la actividad funcional.

Es tan importante como lo es la tendencia natural de individuos de detenerse cuando sienten dolor.

Muchos de mis pacientes reportan un mejor ánimo y complacencia de hacer sus actividades diarias una vez que hacen sus ejercicios de yoga, tomando una ducha caliente y luego hidratándose después del ejercicio.

****

CAPÍTULO 4
Ejercicios de Estiramiento Simplificados para la Fibromialgia

****

***Como en cualquier actividad deportiva, consulta siempre a tu médico antes de embarcarte en un programa de ejercicios. Detén el ejercicio si síntomas adversos son experimentados, incluyendo dolor severo, espasmos y mareo. ***

Ejercicio

Para pacientes de fibromialgia es difícil ejercitarse regularmente. Pero como condición puede ser manejado gradualmente. Construyendo músculos fuertes, el dolor y la incomodidad pueden reducirse. Antes de empezar cualquier tipo de ejercicios, el paciente debería consultar al doctor o fisioterapeuta.

Ejercicios aeróbicos como caminar, nadar y ciclismo son muy beneficiosos para pacientes de fibromialgia para mejorar la salud y sobre todo el bienestar del cuerpo. También puede resultar en reducción del dolor, rigidez y fatiga. Estudios neurológicos han encontrado que un programa de quince semanas de ejercicios puede conllevar a mejorar las funciones del cerebro en la gente que está afectada por fibromialgia.

Ejercicios con Balón Terapéutico

Aunque hay muchos ejercicios que se pueden encontrar en línea, compartiré una rutina simple que ha funcionado con mis pacientes de fibromialgia. ¿Por qué me gusta el balón terapéutico? Quiero explicarlo tan simple y sencillo para empezar. Especialmente con los pacientes de fibromialgia.

El balón provee buen soporte para las extremidades inferiores y soporta la espalda cuando se está acostado en posición sospechosa.

Un truco simple: cuando te recuestes débilmente sobre la espalda, mantén siempre las rodillas dobladas, o coloca unas almohadas debajo de las rodillas. Esto aliviará el estrés de la espalda baja. Es importante mantener la curva natural de la espalda baja (lordosis lumbar).

NOTA: Todos estos ejercicios pueden ser hechos unas dos veces al día, o cada siguiente día, según tu tolerancia.

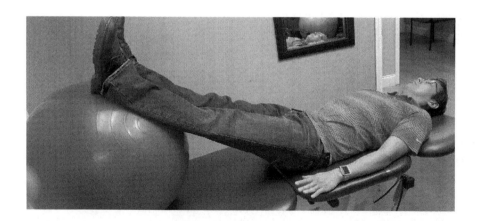

1. **Empezando /Posición de descanso:**
a. Coloca ambos pies encima del balón terapéutico. Esto se

puede hacer en la cama o en piso sobre una manta de yoga. Es más desafiante hacer ejercicios en la cama, requiere más control. El beneficio, sin embargo, es que hay más desafío en los músculos principales.

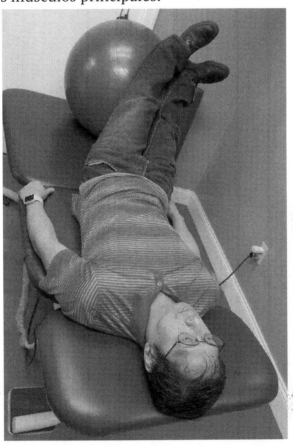

2. **Rodar de lado a lado**

a. Sosteniendo ambas rodillas en una posición extendida, rueda el balón hacia el lado izquierdo y lo mantienes durante 5 segundos.

b. Repite lo mismo hacia el lado derecho, también por 5 segundos. Repítelo por lo menos diez veces de cada lado en grupos de dos o lo que puedas tolerar.

c. Puedes disminuir o aumentar las repeticiones una vez que se haga más fuerte.

La fuerza se siente a cada lado. Llega hasta donde tu cuerpo te lo permita. A mitad de las repeticiones te darás cuenta que tus pies irán más lejos a medida que te relajes.

Mantener las posiciones por 5 segundos permite mayor reclutamiento de músculos, ideal para el estiramiento. Mantener ambas rodillas en una posición extendida también permite un pasivo alargamiento de los tendones *(bandas iliotibiales)*.

También hay un controlado alargamiento de la espina dorsal mientras haces estos ejercicios.

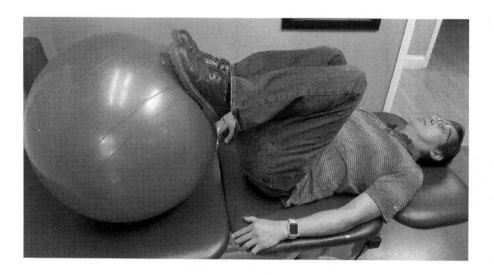

3. **Rodar la rodilla hacia el pecho**
a. Empieza con las rodillas extendidas encima del balón.
b. Dobla ambas rodillas y tráetelas hasta tu pecho, Sólo tanto como puedas tolerar. Mantén la posición por 5 segundos.
c. Regresa a la posición de descanso, pies encima del balón, rodillas extendidas.
d. Repítelo 10 veces. Puedes aumentar o disminuir las

repeticiones.

e. Las manos pueden ser utilizadas para sostener ambas rodillas hacia el pecho para sentir más fuerza.

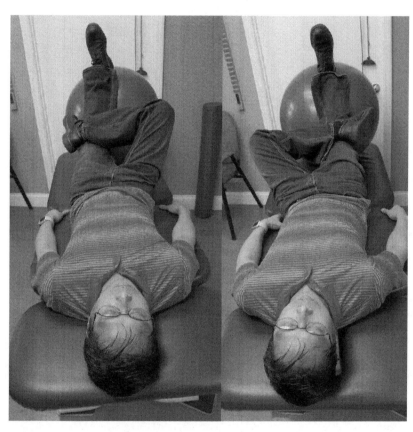

A.

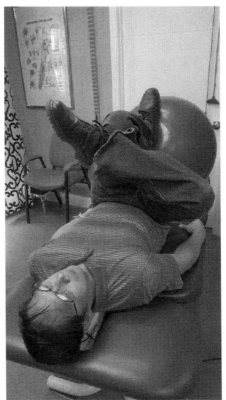

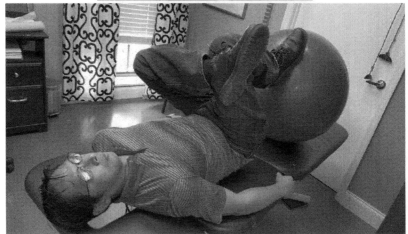

B.

4. Estiramientos extensores de cadera

A. Sitúa el tobillo izquierdo sobre el derecho como se muestra en la imagen.

B. Dobla sosteniendo la rodilla hacia el pecho, tal y como se muestra, sostenlo por 5 segundos. Haz 10 repeticiones. Aumenta las repeticiones hasta donde toleres.

C. Haz lo mismo con el tobillo derecho sobre la rodilla izquierda.

NOTA: Puedes saltar este ejercicio si las caderas están muy rígidas. Te lo recomiendo sólo cuando la flexibilidad mejore.

Otra precaución: si tienes reemplazo de la articulación de caderas, sólo haz el ejercicio hasta donde puedas. Pide consejo a tu fisioterapeuta sobre las modificaciones del ejercicio.

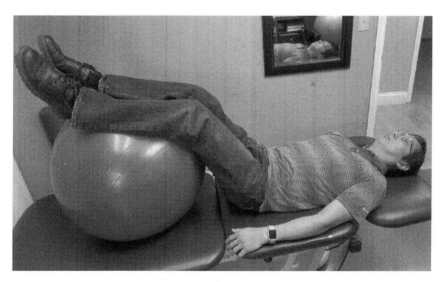

A.

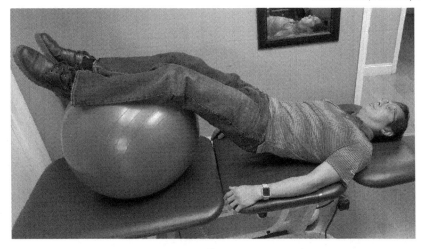

B.

5. Usar el balón como puente bajo las rodillas ligeramente dobladas

A. Como se muestra, sitúa el balón bajo tus rodillas.

B. Levanta tus caderas del piso o de la cama. Mantente así por 5 segundos . Luego regresa a la posición inicial.

C. Haz diez repeticiones o las que puedas tolerar, aumentándolas o disminuyéndolas según puedas.

NOTA: Este ejercicio de puente más fácil que el otro ejercicio de puente con rodillas totalmente extendidas.

Los ejercicios de puente pueden también hacerse sin usar el balón terapéutico. Sólo mantén las rodillas dobladas y separa las nalgas de la cama, sosteniendo esta posición por 5 o 10 segundos, o más. Este simple movimiento ya implica mucha actividad muscular. Trabaja los principales músculos, tendones, muslos internos y caderas en general. Es ideal hacer al menos 20 repeticiones antes de levantarse y antes de ir a dormir en la noche. Es más fácil de recordar y garantiza un mejor cumplimiento.

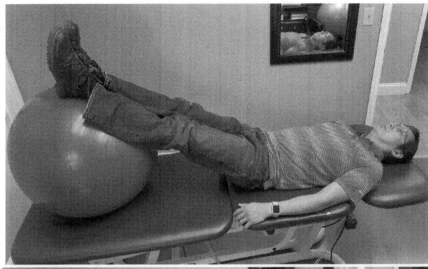

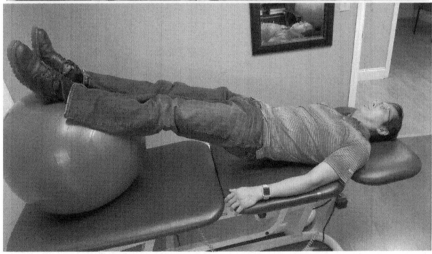

6. Balón terapéutico como puente con las rodillas extendidas

A. Regresa a la posición de descanso. Mantén las rodillas en posición extendida.

B. Levanta las caderas de la cama o piso. Sostenlo por 5 segundos, luego regresa a la posición inicial.

C. Repítelo 10 veces o hasta donde puedas tolerar.

[27]

NOTA: *Sentirás tu cuerpo balancearse a la izquierda y a la derecha. Eso es debido a que tu cuerpo está buscando su centro de gravedad para estabilizarse. Esto es muy bueno para un estiramiento básico de los músculos principales, lo cual permite movilización de la región lumbar hacia la parte anterior y posterior con movimiento de inclinación.*

Otro beneficio del ejercicio de puente es la sensibilización de la parte alta de la espalda que se obtiene de empujar hacia abajo con los hombros. Esto se traduce en mejora de la postura y ayuda a corregir el encorvamiento.

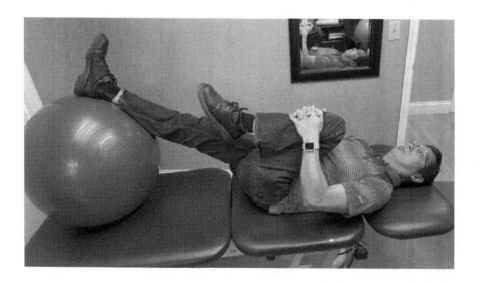

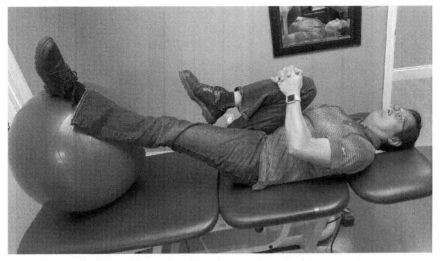

7. Estiramiento simple de rodilla hacia el pecho con el balón

A. Comienza en la posición de descanso.

B. Tráete la rodilla izquierda hacia el pecho y sostenla con tu mano para optimizar el estiramiento. Sostenla por 5 segundos. Haz diez repeticiones, aumentando o disminuyendo según lo que toleres.

C. Tráete la rodilla izquierda hacia el pecho y sostenla con tu mano para optimizar el estiramiento. Sostenla por 5 segundos. Haz diez repeticiones, aumentando o disminuyendo según lo que toleres.

8. Estiramientos de pared

Bien. Ésta no es la mejor imagen para un estiramiento de pared. Pero tienes una idea. Los estiramientos de pared son una manera muy rápida de relajar los músculos de la espalda y los músculos de la nuca, los cuales tienden a ponerse rígidos frecuentemente.

A. Desliza las manos hacia arriba sobre la pared, sostenlas 5 segundos, luego bájalas lentamente a la altura de la cintura.

B. Haz diez repeticiones, aumentando o disminuyendo según lo que toleres. Si no puedes subir tanto con las manos, haz hasta donde puedas.

C. Estos ejercicios también se pueden hacer con un balón de basket o una rueda de rodillo de hacer abdominales, hacia arriba y hacia abajo, por 5 segundos o más.

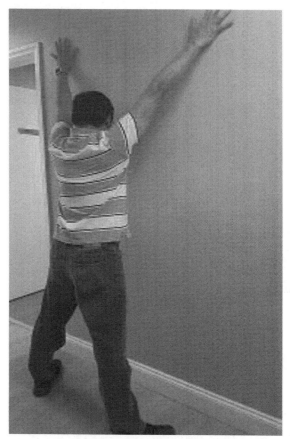

****

CAPÍTULO 5
Manejo del dolor de la Fibromialgia Mejorando la Postura

****

(Éste es un extracto del próximo Libro 2 de la serie de El Paciente Autotratante: UNA GUÍA PRÁCTICA SOBRE CÓMO MANEJAR EL DOLOR MEJORANDO LA POSTURA)

Cerca del 70% de los síndromes del dolor son crónicos y son el resultado de años de pobres condiciones ergonómicas en el trabajo y en el hogar. Otro 25% de los dolores de espalda son debidos a lesiones traumáticas agudas como accidentes de carros o lesiones por trabajos forzados. Estos episodios agudos típicamente sanan luego de semanas y el dolor se va, pero el cuerpo ha cambiado su postura, aún después que el dolor se ha ido. El consecuente defecto de postura conllevará inevitablemente a ciertos tejidos de la espina dorsal a estresarse y definitivamente a estimular el regreso del dolor nuevamente. Esto es muy común en los pacientes de fibromialgia.

Es necesario mejorar la postura para evitar que el cuerpo sufra un estrés innecesario debido a alguna desviación de su centro de gravedad.

La buena postura implica un balance entre la estructura muscular y esquelética, protegiendo nuestros cuerpos de lesiones y cambios degenerativos.

Músculos, ligamento, tendones y esqueleto óseo trabajan juntos para mantenernos moviéndonos, sentándonos, parándonos y acostándonos en cada momento.

Tenemos un equipo completo a nuestra disposición esperando instrucciones para entrar en movimiento. Nuestro sistema esquelético muscular nos da una forma, ayudándonos a mantener nuestros órganos en su lugar.

Un cuerpo bien balanceado es aquél que se siente energético mientras que uno pobremente balanceado apenas siente languidez, *lentitud,* generalmente de mal humor y menos capaz de abastecer las demandas del día a día. También tiene menos estamina y puede ser fácilmente absorbida, lo cual tiene potencial para conllevar *a consumirse y esto puede afectar el sistema hormonal.*

La buena postura ayuda a combatir la depresión. Sentándose y caminando derecho, los niveles de energía pueden ser impulsados. La gente con una pobre postura tienen tendencia al pánico, angustia y respiración superficial, haciendo más difícil combatir la negatividad.

La buena postura mejora la circulación, oxigenación, además impulsa la percepción y el pensamiento, dejando a uno más en paz y enfocado a enfrentar los desafíos de la vida diaria.

Tomar conciencia de la postura.

Un paso importante para corregir la postura es tomar conciencia de cómo sostienes tu cuerpo cuando te sientas, cuando te paras y cuando caminas.

Para más de uno de nosotros, la mala postura se ha convertido en un hábito. Un mal hábito, en realidad. Desde que es un hábito "aprendido", puede ser un hábito "desaprendido", corrigiendo la postura.

Cómo Corregir la Postura

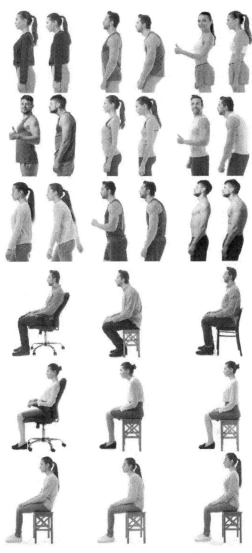

Las imágenes arriba te darán una idea de cómo corregir la postura. No me extenderé en este punto pues hablaré de esto en detalle en el libro 2.

****

CAPÍTULO 6
Dieta y Suplementos

****

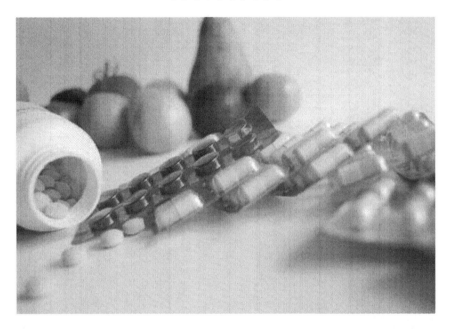

C omer una saludable y balanceada dieta, ejercicio regular y menos uso de alcohol, cafeína y productos con nicotina ayudan a mejorar el ánimo y reducir el estrés. De acuerdo con el Centro Nacional para la Salud Integrativa y Comunitaria, NCCIH, por sus siglas en inglés, los investigadores han encontrado efectividad en diferentes suplementos dietéticos para aliviar los síntomas de fibromialgia.

Estos suplementos dietéticos incluyen:
A. *Magnesio*
B. *Vitamina D*

C. *Creatina*

D. *Soya*

E. *SALM (S-adenosyl-L-methionina)*

Los pacientes deben consultar a su médico antes de usar sus suplementos dietéticos porque estos productos pueden interactuar con ciertas medicaciones y tener efectos adversos.

(5-Hidroxitriptofano) 5-HTP

Es un aminoácido natural. Ayuda al cuerpo a producir serotonina. Este químico ayuda a regular el ánimo. De acuerdo a los estudios, el 5 Hidroxitriptofano puede ayudar a mejorar los síntomas de fibromialgia. Ayuda a reducir el dolor, la fatiga, la ansiedad y la rigidez matutina. Funciona como un antidepresivo.

S-Adenosyl Methionina (SALM)

Esta molécula es producida naturalmente por el cuerpo. Está disponible como suplemento dietético también. SALM ayuda a aliviar algunos síntomas de la fibromialgia. Por ejemplo, ayuda a aliviar el dolor, fatiga y rigidez matutina. También tiene efectos secundarios como mareo y dolor de estómago.

Los pacientes de fibromialgia deberían comer una dieta alta en fibra y proteínas, y baja en carbohidratos. Alimentos que ayudan a combatir la fibromialgia son frutas con bajo índice de glicemia, vegetales y granos enteros. Una buena dieta balanceada puede mejorar el nivel de energía y mantenerse físicamente activo puede conllevar a un mejoramiento de la salud.

Es ideal y recomendable para los pacientes de fibromialgia hacer cambios en su dieta. Es ideal comida rica en fibra y proteína con bajo carbohidrato. Frutas y vegetales con bajo índice de glicemia. Granos enteros. Con buenos hábitos de comida se va por buen camino.

Hábitos de comida buena y saludable facilitan el aumento de energía para realizar las tareas diarias y ejercicios. Hidratación, beber mucha agua también ayuda a reducir la fatiga.

****

Conclusión

****

El manejo y tratamiento de la fibromialgia es un largo, complejo y costoso proceso. Hay la necesidad de hacer un enfoque efectivo para tratar esta enfermedad como la educación del paciente, seguimiento de su progreso, terapias farmacológicas y no farmacológicas, manejo de síntomas. Así como no hay cura definitiva también sus síntomas pueden ser manejados con remedios naturales, drogas y fisioterapia.

Aunque puede ser una desafiante condición tratar con esto, he trabajado con pacientes que mantienen su cualidad de vida. Tomar conciencia y hacerse cargo, consistencia con las opciones terapéuticas y alternativas recomendadas ciertamente les llevará por buen camino.

No importa cuáles sean las probabilidades, la calidad de vida siempre es posible con la actitud correcta y la adaptación con las limitaciones de uno.

****

Referencias

****

1. Wolfe F, Ross K, Anderson J, Russell IJ, Hebert L. The prevalence and characteristics of fibromyalgia in the general population. *Arthritis Rheum*. 1995;38(1):19-28.
2. Vincent A, Lahr BD, Wolfe F, et al. Prevalence of fibromyalgia: a population-based study in Olmsted County, Minnesota, utilizing the Rochester Epidemiology Project. *Arthritis Care Res (Hoboken)*. 2013;65(5):786-792.
3. 3.Wolfe F, Clauw DJ, Fitzcharles MA, et al. Fibromyalgia criteria and severity scales for clinical and epidemiological studies: a modification of the ACR preliminary diagnostic criteria for fibromyalgia. *J Rheumatol*. 2011;38(6):1113-1122.
4. Williams DA, Clauw DJ. Understanding fibromyalgia: lessons from the broader pain research community. *J Pain*. 2009;10(8):777-791.
5. Arnold LM, Hudson JI, Hess EV, et al. Family study of fibromyalgia. *Arthritis Rheum*. 2004;50(3):944-952.
6. Buskila D, Atzeni F, Sarzi-Puttini P. Etiology of fibromyalgia: the possible role of infection and vaccination. *Autoimmun Rev*. 2008;8(1):41-43.
7. McLean SA, Diatchenko L, Lee YM, et al. Catechol O-methyltransferase haplotype predicts immediate musculoskeletal neck pain and psychological symptoms after a motor vehicle collision. *J Pain*. 2011;12(1):101-107
8. Harris RE, Clauw DJ. How do we know that the pain in fibromyalgia is "real"? *Curr Pain Headache Rep*. 2006;10(6):403-407.
9. Lofgren M, Ekholm J & Ohman A (2006) 'A constant struggle': successful strategies of women despite fibromyalgia. Disability

& Rehabilitation 28, 447– 455.

10. Mease P (2005) Fibromyalgia syndrome: a review of clinical presentation, pathogenesis, outcome measures, and treatment. The Journal of Rheumatology 32, 6–21.

11. Mease P, Arnold L, Bennett R, Boonen A, Buskila D, Carville S, Chappell A, Choy E, Clauw D, Dadabhoy D, Gendreau M, Goldenberg D, Littlejohn G, Martin S, Perera P, Russell IJ, Simon L, Spaeth M, Williams D & Crofford L (2007) Fibromyalgia syndrome. The Journal of Rheumatology 34, 1415–1425.

12. Neill J, Belan I & Ried K (2006) Effectiveness of non-pharmacological interventions for fatigue in adults with multiple sclerosis, rheumatoid arthritis, or systemic lupus erythematosus: a systematic review. Journal of Advanced Nursing 56, 617–635.

13. Mayo Clin Proc 2011; 86: 457–64. 6 Clauw DJ. Fibromyalgia: a clinical review. JAMA 2014; 311: 1547–55.

14. https://www.healthline.com/health/fibromyalgia-natural-remedies#acupuncture

15. https://www.medicalnewstoday.com/articles/315393.php

****

Más Lanzamientos del Autor

****

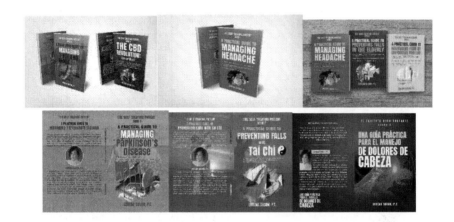

¿Te gustaría recibir notificaciones acerca de las nuevas entregas del autor?

Obtenlas por acá: https://forms.gle/kLUNQRtYsm5emZjP7

Para recibir notificaciones gratis, ayuda, libros electrónicos y artículos de este autor:

Obtén este enlace: https://forms.gle/PzPqME3MXnKspxVi6

Libros de la Autora:

www.amazon.com - *search for:* **Lovena Suson, P.T.**

lovenasuson@gmail.com

Made in the USA
Coppell, TX
20 November 2021

66078952R00028